PEUT-ON TIRER

DE LA

FORME DU CRANE

DES

CONCLUSIONS

SUR LES DISPOSITIONS ANATOMIQUES

rendant plus ou moins dangereuses les opérations sur le rocher?

PAR

P. GARNAULT (de Paris)

Docteur en médecine, Docteur ès sciences naturelles
Ex-chef des travaux d'anatomie et d'histologie comparées
à la Faculté des Sciences de Bordeaux

PARIS

A. MALOINE, ÉDITEUR

21, PLACE DE L'ÉCOLE DE MÉDECINE

—

1896

PEUT-ON TIRER

DE LA

FORME DU CRANE

DES

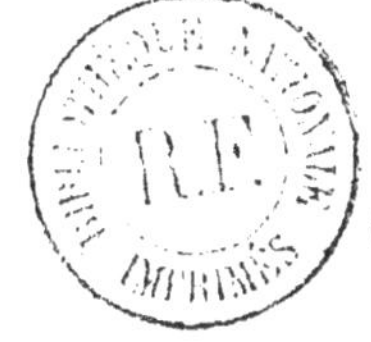

CONCLUSIONS

SUR LES DISPOSITIONS ANATOMIQUES

rendant plus ou moins dangereuses les opérations sur le rocher ?

PAR

P. GARNAULT (de Paris)

Docteur en médecine, Docteur ès sciences naturelles
Ex-chef des travaux d'anatomie et d'histologie comparées
à la Faculté des Sciences de Bordeaux

PARIS

A. MALOINE, ÉDITEUR

21, PLACE DE L'ÉCOLE DE MÉDECINE

—

1896

PRINCIPAUX TRAVAUX DU Dr GARNAULT

Sur la spermatogenèse du Cyclostoma elegans. Soc. des sc. ph. de Bordeaux. 1884.

Sur les applications thérapeutiques des sels solubles de bismuth. Ibid. 1885.

Sur la glande à concrétions du Cyclostoma elegans. Comptes rendus de l'Acad. des sciences. 1887.

Recherches anatomiques et histologiques sur le Cyclostoma elegans. Thèse de doctorat ès-sciences naturelles (de la Sorbonne). Actes de Soc. Linnéene de Bordeaux. In-8°, 160 p., et 18 pl. doubles. 1887.

Sur la structure et le développement de l'œuf et de son follicule chez les Chitonides. Comptes rendus de l'Académie des sciences, t. II, p. 621. 1887.

Sur la structure des organes génitaux, l'ovogenèse et les premiers stades de la fécondation chez l'Helix aspersa. Comptes rendus de l'Acad. des sciences, et Procès-verbaux de la Soc. linnéenne de Bordeaux. 1888.

Sur l'organisation de la Valvata piscinalis Comptes rendus de l'Acad. des sc., et Procès-verbaux de la Soc. linnéenne de Bordeaux. 1888.

Recherches sur la structure de l'œuf et de son follicule chez les Chitonides. Thèse de doctorat en médecine, couronnée par la Faculté de médecine de Bordeaux et Archives de zoologie expérimentale. 1888.

Sur le système nerveux des mollusques prosobranches. Zoologischer Anzeiger, et Procès-verbaux de la Soc. linnéenne de Bordeaux. 1888.

Sur la signification des globules polaires d'après Weismann. Rev. scient., 1888.

Sur un cas de castration parasitaire chez l'Helyx aspersa. Procès-verbaux de la Soc. linnéenne de Bordeaux et Bulletin scientifique de France et de Belgique, de Giard, avec 1 planche, 1889.

Sur les phénomènes de la fécondation chez l'Helix aspersa et l'Arion empiricorum. Zoologischer Anzeiger, nos 296, 297. 298, 1888-1889.

De la caryocinèse et de ses relations avec le processus de la fécondation. Traduit de Waldeyer. 180 p. Arch. de Tocologie, 1889.

Sur la structure des organes reproducteurs de la Valvata piscinalis. Zoologischer Anzeiger, 1889.

De la caryocinèse et de ses relations avec le processus de la fécondation. Supplément. Traduit de Waldweyer, **avec l'exposé de mes recherches sur la fécondation chez l'Helix aspersa et l'Arion empiricorum et 1 pl. originale.** Bull. scient. de Giard. 1890.

Le traitement de l'otorrhée par les sels solubles de bismuth. Société de laryngologie de Paris. 1892.

Le massage vibratoire et électrique des muqueuses du nez, du pharynx et du larynx. Semaine médicale. 1892.

L'ozène et son traitement. Sem. méd. 1893.

La voix, le chant et la parole, par Browne et Behnke. trad. de l'anglais. 1 vol. de 330 p. avec 40 fig. 1893. 8 fr.

Les rapports des maladies de l'oreille avec les maladies générales. Semaine médicale. 1894

Le massage vibratoire et électrique dans les affections de la gorge, des oreilles et du nez. Société d'éditions scientifiques. 1 volume de 160 pages. 1894. 3 fr. 50

Observations sur trois cas d'extraction de l'étrier. Communiqué au Congrès de Rome, 1894.

Le massage vibratoire et électrique dans le traitement des affections de la gorge, des oreilles et du nez. Congrès de Rome, 1894.

Les maladies du nez. dans le *Traité général de Médecine*, publié chez Maloine. 1895.

Le traitement manuel de Ling dans ses applications à la médecine et à la chirurgie, par le Dr Kellgren, traduit de l'anglais sur la 2e édition, 1895. Maloine, éditeur. 6 fr.

Anatomie normale et pathologique des fosses nasales et de leurs annexes pneumatiques, par Zuckerkandl. Traduit de l'allemand sur la 2e édition, avec le Dr Lichtwitz. 1 vol. de 600 p. et 1 atlas de 58 pl. Masson, édit. 1895. 40 fr.

Précis des maladies de l'oreille. 1 vol. de 550 p. avec 173 fig. Doin, éditeur, 1895. 8 fr.

Le traitement des affections du nez, de la gorge et des oreilles par les mouvements du massage rhythmé ou vibratoire. Académie de médecine, et Maloine 1895.

Contribution à l'étude de la morphologie des fosses nasales chez les Vertébrés et recherches sur l'organe de Jacobson. Société de Biologie, 1895.

L'organe de Jacobson des Chiroptères. En collaboration avec le prof. Mathias Duval. Société de Biologie, 1895.

Cours théorique et pratique de physiologie d'hygiène et de thérapeutique de la voix parlée et chantée. Hygiène et maladies du chanteur et de l'orateur 1 vol. de 500 p. in-18 avec 82 figures et un questionnaire. Maloine; et Flammarion, éditeurs. 5 fr.

En préparation :

Traité des maladies des voies respiratoires supérieures. Maloine, édit.

PEUT-ON TIRER

DE LA

FORME DU CRANE

DES

CONCLUSIONS

SUR LES DISPOSITIONS ANATOMIQUES

rendant plus ou moins dangereuses les opérations sur le rocher ? (1)

Les recherches de Hartmann (2) et de Bezold (3), provoquées par les importantes publications de Schwartze, sur la nécessité d'ouvrir l'antre mastoïdien dans les opérations sur l'apophyse mastoïde, nous apprirent que, *chez l'adulte*, certains rochers doivent être considérés comme dangereux, au point de vue opératoire. Ce sont ceux dans lesquels, même en opérant avec toute la prudence désirable et d'après les règles adoptées, c'est-à-dire en ouvrant avec la gouge et le marteau la paroi corticale de l'apophyse mastoïde, sans s'éloigner, en arrière, de plus de cinq millimètres de la spina supra meatum et sans dépasser, vers le haut, la ligne temporale, on risque d'ouvrir le sinus latéral, ou de tomber dans la fosse cérébrale moyenne.

(1) Travail fait à l'Ecole d'Anthropologie de Paris, terminé le 20 janvier 1895; sorti de presse le 15 novembre 1895.

(2) Langenbeck's Arch. Bd XXI, et Berichte a. den dritten internationales Congress. Bâle, 1885.

(3) Monatschrift f. Ohrenheilkunde. Bd VII et VIII.

Körner soutint, dans deux mémoires publiés, l'un en 1887 (1), l'autre en 1892 (2), que l'on pouvait, à l'avance, d'après le simple examen de la forme du crâne et des variations de son indice céphalique, arriver à déterminer, en dehors de toute investigation opératoire, la probabilité plus ou moins grande qu'il y a de rencontrer, pendant les opérations, les sinus latéraux procidents et le plancher de la fosse cérébrale moyenne abaissé, sur un crâne donné. Il crut pouvoir poser cette loi, basée sur des mensurations prises d'abord sur une série de soixante crânes, puis sur une nouvelle série de vingt-neuf, que, plus le degré de dolichocéphalie est marqué, plus le plancher de la fosse cérébrale moyenne est relevé et moins les sinus latéraux sont procidents, en avant et en dehors. De telle sorte que les rochers les plus dangereux sont ceux chez lesquels le type brachycéphalique est le plus accentué ; c'est-à-dire que la probabilité d'ouvrir le sinus latéral ou la fosse cérébrale moyenne, au cours des interventions opératoires, augmente avec le degré de brachycéphalie.

Politzer, de son côté, conclut de ses nombreuses recherches anatomiques, que les sinus latéraux sont plus procidents, au niveau de leur inflexion sigmoïde, dans les apophyses petites, diploétiques ou compactes, que dans les apophyses volumineuses et celluleuses ; et, comme les apophyses compactes sont plus petites que les autres, on pourrait, si cette théorie était exacte, être averti, par le faible degré de développement des apophyses, du danger plus ou moins grand que peut présenter l'opération dans tel ou tel rocher, au moins pour ce qui concerne le sinus latéral. Politzer ne pense pas, à tort, à notre avis, ainsi que le montreront les recherches qui servent de base à ce travail, que l'abaissement du plancher de la fosse cérébrale moyenne puisse constituer un danger bien redoutable, au cours des interventions sur le rocher.

Schülzke et Randall ont repris les recherches de Körner. Le

(1) Körner. Ueber die Möglichkeit einige topographisch wichtige Verhältnisse am Schläfenbein, aus der Form des Schädels zu erkennen. Zeits. f. Ohr. Bd XVI.

(2) Neue Untersuchungen der Schädelform auf einige topographische wichtige Verhaltnisse am Schläfenbein. Zeits. f. Ohr., t. XIX.

premier a consigné ses observations, portant sur soixante crânes, dans un mémoire assez étendu (1), et le second dans deux courtes publications (2, 3) que j'ai reçues, grâce à l'obligeance de l'auteur, pendant que je rédigeais ce travail. Les recherches de Randall ont porté sur cent vingt-deux crânes et il les a étendues ensuite à cinq cents. Signalons encore deux courts articles de polémique entre Körner (4) et Schülzke (5) ; et enfin un dernier travail (6), dans lequel Körner a repris, avec plus de précision, sur vingt-deux des crânes qui lui avaient déjà servi, ses précédentes investigations, en s'aidant, cette fois, de sections horizontales. Il a pu ainsi vérifier, dit-il, une fois de plus, les résultats obtenus précédemment.

J'ai limité mes recherches à soixante crânes, comprenant vingt-sept dolichocéphales, sept mésaticéphales et vingt-six brachycéphales, parce que je pense que ce chiffre est suffisant, à condition que, comme dans mon cas, le nombre des dolichocéphales et celui des brachycéphales soit à peu près le même.

L'exemple de Körner me paraît prouver que ce chiffre de soixante est suffisant. Après avoir fait un premier travail, portant sur soixante crânes, devant les critiques de Politzer, prétendant que le nombre des objets étudiés ne suffirait pas pour justifier la prétention qu'il avait eue d'établir des lois générales, Körner examina une nouvelle série de vingt-neuf crânes, qui lui donna des résultats très sensiblement semblables aux premiers.

(1) Ueber die Möglichkeit einige für operativ. Eröffnung des Warzenfortsatzes topographisch anatomisch wichtige Verhaltnisse am Schädel vor der operation zu erkennen und über den praktischen Werth einer solchen Erkenntniss. Arch. f. Ohr. Bd XXIX.

(2) Preliminary notes on craniometric studies in relation to aural anatomy. Transactions of the American Otological Society. 1892.

(3) Can important topographical relations of the temporal bone be determined from the form of the skull ? As answered in part by five hundred skull-measurements. Archives of Otology, t. XXIII, nº 3. 1894.

(4) Körner. Eine Entgegnung am Herrn Schülzke. A. f. O. Bd XXX.

(5) Schülzke. Zur operativen Eröffnung des Warzenfortsatzes. Ibid... Bd XXX.

(6) Körner. Untersuchungen über einige topographische Verhältnisse am Schläfenbein. Z. f. O, t. XXII. 1892.

Les résultats obtenus par cet auteur, qui est cependant un otologiste des plus distingués, sont, il est vrai, pour la plupart, inexacts, surtout en ce qui concerne l'abaissement de la fosse cérébrale moyenne; mais cela n'est dû, en aucune façon, au nombre des crânes dont il s'est servi, mais aux méthodes qu'il a employées. Si j'avais pris cent ou cent vingt crânes pour mes recherches, il est cependant possible, probable même, que mes moyennes en eussent été légèrement modifiées. Ces modifications des moyennes dépendent surtout du nombre plus ou moins considérable de cas extrêmes que l'on rencontre, et du degré de ces anomalies; mais je ne pense pas que le sens de mes chiffres eût pu être modifié, à condition, bien entendu, que j'eusse gardé la même proportion de crânes dolichocéphales et de crânes brachycéphales. Dans ma liste de crânes, les dolichocéphales comptent pour 45 0/0, les brachycéphales pour 43,3 et les mésaticéphales pour 11,7. Il est, en effet, nécessaire d'introduire en grand nombre des types extrêmes et de diminuer la proportion des types moyens, parce que ce sont les types extrêmes qui permettent seuls de vérifier si les lois posées par Körner sont exactes. Cependant, l'introduction de types moyens n'est pas inutile, ne serait-ce que pour nous permettre de constater les variations des moyennes, suivant une progression régulière, ascendante ou descendante.

Le nombre des crânes que l'on pourra employer sera toujours limité, en raison des sections nécessaires, à mon avis, pour étudier, d'une façon précise, les questions posées. Je crois tout à fait inutile de mesurer un aussi grand nombre de crânes que l'a fait Randall, qui a, d'ailleurs, obtenu les mêmes résultats que moi ; il a mesuré un très grand nombre de crânes mésaticéphales, beaucoup moins intéressants, pour la vérification des lois posées par Körner, que les crânes dolichocéphales ou brachycéphales.

Mes 60 crânes appartenaient à 1 mulâtresse, 2 Hindous, 4 nègres, 6 Magyars, 7 Algériens, 10 Annamites et 30 Français. Parmi ces derniers, on comptait 13 dolichocéphales, 4 mésaticéphales et 13 brachycéphales.

Mes observations ont été faites à l'Ecole d'Anthropologie de Paris, et j'éprouve un vif plaisir à remercier M. le professeur

Manouvrier de la large hospitalité qu'il m'a accordée et des excellents conseils qu'il m'a prodigués.

Pour déterminer l'indice céphalique de mes crânes, j'ai procédé de la manière classique ; j'ai mesuré le diamètre sagittal au moyen du compas de Broca, en appliquant une des branches sur la glabelle; l'autre, sur le point le plus saillant de la nuque. J'ai mesuré le diamètre transversal avec le même compas, non pas au niveau des bosses pariétales, mais au niveau des points de l'écartement maximum des branches, qui ne se trouve pas toujours au niveau des bosses pariétales. L'indice céphalique est obtenu en divisant le diamètre transverse maximum par le diamètre sagittal. Körner a eu le tort de mesurer le diamètre transverse au niveau des bosses pariétales, qui ne correspondent pas toujours à la plus grande dimension transversale, et ses résultats se trouvent légèrement inexacts de ce fait. Il persiste, de plus, dans son travail, à exprimer les indices céphaliques d'une manière qui n'est plus acceptée par les anthropologistes. J'ai mesuré le diamètre bi-mastoïdien au-dessous de la crête d'insertion du muscle sterno-mastoïdien.

Si nous prenons un crâne entier, pouvons-nous d'abord reconnaître, par un simple examen, les différences que Körner prétend avoir ainsi observées ? D'après cet auteur, les parois latérales du crâne seraient presque verticales chez les dolichocéphales et se rapprocheraient du parallélisme ; le diamètre bimastoïdien serait à peine plus court que le diamètre passant par les deux bosses pariétales. Chez les brachycéphales, au contraire, l'obliquité des parois latérales du crâne serait beaucoup plus marquée et serait proportionnelle au degré de brachycéphalie. Le diamètre bi-mastoïdien serait notablement plus court que le diamètre passant par les bosses pariétales ; et cette différence croîtrait en proportion du degré de la brachycéphalie.

Il nous paraît absolument impossible d'apprécier à l'œil les différences observées par Körner ; car, en admettant même que la loi qu'il a posée soit exacte, et, disons-le dès maintenant, les mensurations que nous avons faites nous prouvent qu'il n'en est rien, il s'agit, dans la plupart des cas, de différences trop

TABLEAU GÉNÉRAL DES MENSURATIONS

1-27, dolichocéphales; 28-34, mésaticéphales; 35-60, brachycéphales.

N^os^ D'ORDRE	ORIGINE	SEXE	Diamètre sagittal	Diamètre transversal	Diam. bi-mastoïdien	Indice céphalique	Élévation de la ligne temporale au-dessus de l'horizontale tangente au bord supérieur du conduit; mesurée : en *a*, au niveau de la partie moyenne du bord du conduit; en *b*, au niveau de la spina supra meatum; en *c*, à 5 mill. en arrière de la spina.						Élévation du plancher de la fosse cérébrale moyenne au-dessus de l'horizontale tangente au bord supérieur du conduit; mesurée : en *a*, au niveau de la partie moyenne du bord du conduit; en *b*, au niveau de la spina supra meatum; en *c*, à 5 mill. en arrière de la spina.						Epaisseur de l'os entre le sinus latéral et le point opératoire		Epaisseur minimum de la paroi osseuse en dehors du sinus latéral		DÉVELOPPEMENT des apophyses mastoïdes	N^os^ D'ORDRE
							DROITE mill.			GAUCHE mill.			DROITE mill.			GAUCHE mill.			Droite mill.	Gauche mill.	Droite mill.	Gauche mill.		
			ctm.	ctm.	ctm.		*a*	*b*	*c*	*a*	*b*	*c*	*a*	*b*	*c*	*a*	*b*	*c*						
1	Hindou.	♂	19,2	13,0	12,0	67,7	4	7	11	4	6	9	10	13	14	11	14	15	10	12	7	9	petites	1
2	Algérien.	♂	19,2	13,0	12,7	67,7	2	3	8	2,5	4	8	6	10	11	4,5	8	9	9	10	6	7	bien dével.	2
3	Mulâtresse. . . .	♀	19,0	13,0	12,4	68.4	4	4	5	3	2	4	8	12	14	7	8	10	8	14	6	9	bien dével.	3
4	Nègre de Corée..	♂	18.8	12,8	11,6	68,6	7,5	7	8	4	7	13	12,5	12	11	9	13	13	7	6	6	6	moyennes	4
5	Négresse.	♀	17,7	12,3	11,6	69,4	3	7	10	3	5	10	3	7	11	4	5	10	6	8	6	4	petites	5
6	Français	♂	19,9	13,9	12,7	69,8	3	5	7	2,5	3	6	10	13	15	6	10	8	2	4	4	4	petites	6
7	Français	♂	18,2	12,8	12,4	70,3	3	2	2	1	1	2	9	8,5	8,5	5,5	6	8	12	12	5	6	moyennes	7
8	Hindou.	♂	18,0	12,7	11,6	70,5	2	5	7,5	3	2	4	10,5	12	12,5	9	10	9	5	8	5	6	bien dével.	8
9	Algérien.	♂	19,0	13,6	12,6	71,5	2	3	5	3	4	5	8	10	11	7	10	11	6	12	4	9	bien dével.	9
10	Magyar.	♂	18,6	13,3	13,0	73,1	3	6	9	4	7	9	8	10	10	8	10	12	12	8	8	8	moyennes	10
11	Français.	♂	18,2	13,4	13,2	73,6	6	9	12	3	4	5	15,5	16	16	14	12,5	13	6	11	3	6	moyennes	11
12	Française.	♀	18,4	13,6	12,2	73,9	0	0	2	1,5	1,5	2	6	8	8	10	10	10	6	7	6	7	moyennes	12
13	Magyar.	♂	17,8	13,3	12,4	74,7	2	5	8	4	6	9	9	9	8	4	6	7	10	7	6	4	moyennes	13
14	Annamite.	♂	18,7	14.0	12,5	74,8	9	6	4	7	9	10	8,5	10	11	4	6	9	7	8	6	6	petites	14
15	Annamite.	♂	16,8	13,7	12,4	75,2	4	8	11	6	10	16	10	12	15	7	12	16	6	10	6	9	petites	15
16	Français.	♂	17,7	13,4	12,4	75,7	3	2	3	2	3	2	11	10	11	13	11	11	6	14	5	5	bien dével.	16
17	Française.	♀	18,4	14,0	12,2	76,1	0	1	5	2,5	2	4	8	6	8	5	4	7	12	12	9	7	petites	17
18	Français.	♂	17,6	13,4	11,0	76,1	3,5	5	9	4	4	9	6,5	8	10	7	9	9	8	6	6	3	petites	18
19	Française.	♀	18,9	14,2	13,1	76,2	5	5	5	3	2	1	10	10	9	10	9	11	10	9	4	4	petites	19
20	Annamite.	♂	19,0	14.5	12,6	76,3	4	5	5	5	6	7	10	11	12	14	14	16	9	10	8	6	bien dével.	20
21	Nègre.	♂	17,6	13,5	12,0	76,7	5	6	10	5	9	15	10	11	10	5	7	9	10	10	7	8	petites	21
22	Français.	♂	18,2	13,9	13,1	76,9	2	2,5	2,5	3	4	4	12	12	13	12	13	13	4	12	5	11	bien dével.	22
23	Française.	♀	17,4	13,3	12,8	77,0	4	3	6	2	1,5	2,5	5,5	6,5	6	4	6	6	7	8	4	4	très petites	23

24	Français	♂	17,5	13,5	12,0	77,1	5	9	13	3	3,5	6,5	5	9	13	4	6,5	9	3	4	3	4	moyennes	24
25	Français	♂	18,4	14,2	13,0	77,1	1,5	3	5	2	4	8	10	11	12	12	13	13	9	14	6	8	bien dével.	25
26	Akréen.	♂	18,3	14,2	13,3	77,4	2	3	4	4	7	10	11	11	12	10	12	14	14	13	10	9	bien dével.	26
27	Française.	♀	18,0	14,0	12,6	77,7	5	6	7	2,5	4	5	5	6	7	8	6	7	7	7	7	7	très petites	27
28	Annamite.	♂	17,3	13,5	12,2	78,0	3	4	4	6	8	9	4,5	6,5	7	6	8	9	6	10	4	5	petites	28
29	Français..	♂	18,5	14,5	13,1	78,3	4	3	2	3	3	4	10	10	10	8	9	9	12	8	9	6	moyennes	29
30	Français..	♂	18,0	14,2	13,0	78,9	1,5	2	0	1,5	2	4	9	9	10	6	8	7	9	12	5	6	bien dével.	30
31	Français..	♂	18,4	14,6	13,2	79,3	4	4	6	4	5	4	7,5	8	8	6	7	9	7	8	4	4	petites	31
32	Français.. . . .	♂	17,6	14,0	13,3	79,5	3	4	6,5	3	4	5	7,5	9	11	4,5	8	11	12	12	6	8	bien dével.	32
33	Magyar.	♂	18,6	14,8	13,1	79,5	4	4	6	4	4,5	11	8	6,5	9	8	10	11	8	20	6	10	bien dével.	33
34	Algérien..	♂	17,2	13,7	12,5	79,6	5	3,5	4	4	3,5	5	5	5,5	5,5	7	5,5	5	6	8	6	8	petites	34
35	Français	♂	18,5	14,8	12,5	80,0	4	5	8	2,5	5	8	13	13,5	14	11	13	14	8	8	8	8	moyennes	35
36	Français	♂	18,6	15,0	12,8	80,6	5	5	6	3,5	4	6	9	10	11	12	11	12	4	8	4	6	moyennes	36
37	Français	♂	18,1	14,6	13,4	80,6	1	2	2,5	1	2	2	8	8,5	11	8	8	10	14	15	6	11	moyennes	37
38	Algérien..	♂	18,3	14,8	13,7	80,8	3	4	5	3	3	4	8	9	10	10	13	13	13	13	10	9	bien dével.	38
39	Français..	♂	16,8	13,6	12,8	80,9	5	4	6	5	8	15	6	6	6	5	12	15	5	10	6	4	moyennes	39
40	Français..	♂	17,5	14,3	12,6	81,7	5	5	10	4	4,5	7	6	7	10	4	4,5	7	6	6	4	6	petites	40
41	Algérien..	♂	17,6	14,4	13,0	81,8	6	10	15	3	5	9	10	10	10	9	10	11	6	10	4	8	moyennes	41
42	Français..	♂	17,3	14,2	13,2	82,1	1	1,5	3,5	3	3	5	8	9	10	11	12	11	10	8	6	6	moyennes	42
43	Annamite.	♂	18,0	14,8	12,7	82,2	6	8,5	11	7	9	12	4	6	8	3	7	7	5	6	6	6	petites	43
44	Annamite.	♂	17,2	14,2	12,8	82,5	5	4	4,5	4,5	4	5	14	15	16	15	15	16	10	14	10	10	petites	44
45	Français	♂	17,5	14,6	13,0	83,4	0	0	3	0	4,5	3	9	8	8	11	10	11	7	5	4	4	petites	45
46	Annamite.	♂	16,7	14,0	13,4	84,4	6	7	9	6	7	10	6	7	9	6	7	5,5	10	12	9	7	petites	46
47	Annamite.	♂	16,8	14,2	13,4	84,5	5	10	12	2,5	7	8	7	8	10	4,5	7	8	12	8	12	8	petites	47
48	Algérien	♂	17,6	14,8	13,4	84,6	3	5	6	2	4	4	7	8	10	7	9	10	9	10	9	7	moyennes	48
49	Française.. . . .	♀	17,3	14,7	12,0	84,9	1,5	1,5	3	3	4	5	8	9	9,5	6,5	8	8	12	6	10	5	moyennes	49
50	Magyar.	♂	18,0	15,4	13,4	85,5	2	2	2	2,5	0	2,5	10	10	9	10	10	10	10	14	5	10	bien dével.	50
51	Français	♂	16,7	14,3	13,1	85,6	2	3	4	2	3	3,5	8	9	10	9	10	9	7	10	5	6	petites	51
52	Français	♂	17,4	15,0	13,2	86,2	2,5	2,5	3	2	2	3,5	9	10	11	10	11	10,5	10	11	5	8	bien dével.	52
53	Française.. . . .	♀	16,1	13,9	12,2	86,3	4	6,5	12	1	1	3,5	4	6,5	10	6	5	5,5	5	10	4	8	petites	53
54	Française.. . . .	♀	17.0	14,7	13,0	86,4	1,5	2	3	3	2	1,5	4	5	6	6	5	4	10	12	7	7	petites	54
55	Magyar.	♂	17,8	15,5	13,8	87,0	2,5	4	7,5	3	3	6	7	9	11	6,5	8	8	11	12	9	12	moyennes	55
* 56	Algérien..	♂	17,8	15,5	13,4	87,1	2	3	3	6	6	6	8	8,5	8	3	2	1	14	12	11	10	petites	56
57	Magyar.	♂	17,8	15,6	14,2	87,6	0	0	5	1,5	2,5	1	7	6	5	4	4	5	4	8	4	8	petites	57
58	Français	♂	16,6	14,5	13,1	87,9	1,5	2	2	1	1,5	4	5	7	7	4	4,5	5	10	10	10	11	bien dével.	58
59	Annamite.	♂	16,7	14,7	12,0	88,0	2	2	4	5	5	5	8	8	8	8	8	9	6	10	4	8	petites	59
60	Annamite.	♂	16,8	14,0	12,2	89,2	8	10	11	8,5	10	12	8	10	12	8,5	10	11	8	10	5	8	petites	60

petites pour être saisies par l'œil, sur un crâne examiné dans son ensemble.

Les données fournies par notre grand tableau nous permettent d'établir le tableau suivant :

TABLEAU I

		DOLICHO-CÉPHALES	MÉSATI-CÉPHALES	BRACHY-CÉPHALES
Diamètre transversal	max.	14,5	14,8	15,6
	min.	12,3	13,5	13,6
	moy.	13,5	14,2	14,6
Diamètre bi-mastoïdien	max.	13,3	13,3	14,2
	min.	11,0	12,2	12,0
	moy.	12,4	12,9	13,0

c'est-à-dire que si la moyenne du diamètre transversal maximum passe progressivement de 13 cent. 5 mill., chez les dolichocéphales, à 14,2 chez les mésaticéphales et à 14,6 chez les brachycéphales, le diamètre bi-mastoïdien passe également de 12,4 à 12,9 et à 13, c'est-à-dire qu'il augmente en même temps que le diamètre transversal, quoique dans des proportions un peu plus faibles.

Il n'est donc pas exact que le diamètre bi-mastoïdien diminue, ni d'une façon relative, ni d'une façon absolue, à mesure que le diamètre transversal subit une augmentation. Ces deux diamètres, au contraire, augmentent ou diminuent simultanément.

Si, maintenant, on rentre dans l'étude des cas particuliers, on pourra trouver un certain nombre d'exceptions à cette loi, mais elles sont cependant relativement rares et n'ont, sur les moyennes, qu'une influence extrêmement faible.

Körner prétend également avoir observé que, chez les brachycéphales, l'axe de la pyramide est plus oblique de haut en bas et de dedans en dehors que chez les dolichocéphales; que, chez les premiers, l'angle sous lequel se croisent ces axes serait plus petit et que, conséquemment, le plancher de la fosse cérébrale moyenne, oscillant de la même manière, serait plus voisin de l'horizontale, chez les dolichocéphales que chez les brachycéphales. Il croit que ce phénomène très simple a déterminé l'abaissement du plancher de la fosse cérébrale moyenne dans ses parties périphériques.

En admettant même, a priori, que la première partie de cette proposition, concernant les rapports existant entre le type anthropologique et l'oscillation de l'axe de la pyramide, soit exacte, et nous verrons par la suite qu'il n'en est rien, la seconde ne saurait en être déduite. L'abaissement du plancher de la fosse cérébrale moyenne ne peut être déduit, soit au point de vue anatomique, soit au point de vue chirurgical, que de la comparaison avec un point de repère aussi fixe que possible, qui, dans l'espèce, doit être choisi à la surface du crâne (et, disons-le dès maintenant, ce point de repère sera, pour des raisons que nous exposerons plus loin, l'horizontale tangente au bord supérieur du conduit). Il pourrait se faire que l'oscillation de l'axe de la pyramide entraînât, dans la position du méat auditif externe et de tous les points de repère situés sur la surface externe du rocher, un déplacement vers le haut ou vers le bas, parallèlement à celui que subirait le plancher de la fosse cérébrale moyenne. On pourrait également supposer que l'axe de la pyramide s'est incliné vers l'extérieur, sans que, pour cela, le plancher de la fosse cérébrale moyenne se trouvât abaissé. Il faut, en effet, tenir compte, dans une large mesure, des variations du développement des diverses parties de la pyramide, notamment de celle du recessus épitympanique, qui correspond justement à la région la plus externe de la fosse cérébrale moyenne.

On ne peut facilement apprécier, à l'œil, les variations dans l'inclinaison de l'axe de la pyramide, que sur des crânes sectionnés frontalement; et Körner nous dit cependant qu'il n'a eu à sa disposition que des crânes coupés sagittalement, sur lesquels il est très difficile, sinon impossible, d'apprécier, ainsi, les variations de l'inclinaison de l'axe du rocher. Quant à moi, je me suis uniquement servi, pour mes recherches, de crânes coupés horizontalement, les seuls sur lesquels mes projections stéréographiques pussent être pratiquées; et, en dehors de ceux-là, je n'ai eu à ma disposition qu'un très petit nombre de crânes coupés frontalement. Cependant, ils m'ont suffi, pour me rendre compte que la loi posée par Körner n'existe pas et que les oscillations assez notables de l'axe de la pyramide sont purement individuelles, qu'elles n'ont rien à faire avec le type anthropologique et que, de plus, elles n'entraînent pas de variations régulières des rapports existant entre le niveau du plancher de la fosse cérébrale moyenne et la position des points de repère externes. Ces considérations préliminaires nous font déjà entrevoir la complexité des causes qui président aux variations de hauteur du plancher de la fosse cérébrale moyenne.

Pour pouvoir apprécier les variations de profondeur de la fosse cérébrale moyenne, nous devons, avons-nous dit, rechercher des points de repère extérieurs aussi fixes que possible, susceptibles de nous servir de guides dans nos opérations, aussi bien que dans nos mensurations anatomiques.

Le point de repère le plus généralement admis, au moins comme point de repère chirurgical, est la ligne temporale,qui a probablement été choisie, en raison de la facilité avec laquelle on la découvre,au moins dans beaucoup de cas, après le décollement du pavillon. Mais pour que cette ligne eût une valeur suffisante, il faudrait que sa position et son développement fussent à peu près fixes ; il n'en est rien, malheureusement. Parmi les soixante crânes que j'ai examinés, j'ai déjà rencontré (sur ce nombre relativement restreint) des variétés considérables de position et de développement de la ligne temporale : elle peut se confondre avec le bord supérieur du conduit ; d'autres fois, elle est, au contraire, située beaucoup plus haut ; elle peut être très étroite et saillante ou bien former un large bourrelet, parfois assez proéminent,d'autres fois à peine sensible, et il devient alors difficile de reconnaître la ligne que l'on considèrera comme ligne temporale proprement dite. Sur mes crânes, je l'ai toujours indiquée, avant d'exécuter ma projection stéréographique, par un trait de crayon, mené par la partie moyenne de la crête et me permettant de suivre la ligne sans hésitation, avec l'aiguille du stéréographe.

Toutes nos mensurations ont été relevées sur des projections stéréographiques recueillies de la façon suivante, au moyen du stéréographe de Broca : Le crâne était fixé sur un support, dans une position aussi horizontale que possible. On arrive mieux à obtenir cette position horizontale en visant le support à travers la cavité nasale, et en faisant coïncider le plan général de la cloison avec l'axe du support, qu'en appuyant les condyles sur un plan horizontal, en raison de l'inégalité de hauteur des condyles. Afin de pouvoir mieux suivre, avec l'aiguille du stéréographe, les diverses lignes qui doivent être projetées, j'ai marqué à l'avance, avec le crayon, le pourtour du conduit, la ligne médiane de la crête temporale, et j'ai marqué d'un point la partie moyenne du bord supérieur du conduit. Je n'ai plus alors qu'à parcourir, avec l'aiguille du stéréographe, les lignes tracées sur le crâne, marquer par une pression les points correspondant à la partie moyenne du bord supérieur du conduit et à la spina supra meatum. Je retrouve sur le papier la projection fidèle de ces lignes et de ces points.

Pour projeter sur le même papier le tracé correspondant au plancher de la fosse cérébrale moyenne, dans sa région la plus externe, toutes choses restant dans la même position, je remplace l'aiguille droite du stéréographe par une aiguille courbée trois fois dans le même plan (que j'ai fait spécialement construire pour ce travail, aidé par les conseils et les indications de M. le professeur Manouvrier), avec laquelle je puis facilement, sur un crâne scié horizontalement, suivre la ligne d'union du plancher de la fosse cérébrale moyenne avec la paroi latérale du crâne. J'ai pris, au préalable, la précaution de tracer cette ligne au crayon. Dans la plupart des cas, cette opération est facile; cependant, il n'est pas très rare que des éminences mamelonnées se rencontrent à ce niveau. Elles constituent des irrégularités accidentelles sur lesquelles on doit passer, avec le crayon d'abord, avec l'aiguille, ensuite.

Je détache mon papier de la planchette verticale à laquelle il est fixé. Je trace, à la règle, une horizontale tangente au bord supérieur du conduit et je mesure l'élévation de la ligne temporale au-dessus de cette horizontale, sur trois verticales menées, l'une par le point moyen du bord supérieur du conduit, l'autre par la spina supra meatum, et la troisième par un point situé à 5 millètres en arrière du précédent.

Le premier point de repère est le plus fixe ; on peut l'appeler le point anatomique, parce qu'il est moins facile à observer dans les opérations que la spina supra meatum, qui sera le point de repère chirurgical.

La position du bord supérieur du conduit est très peu variable, quant à sa hauteur, car le diamètre vertical de l'orifice du conduit ne varie que dans des proportions très faibles. Les variations du diamètre horizontal du conduit, cependant assez considérables, ne peuvent amener, cela est évident, que des changements bien minimes dans sa position. Il n'en est pas de même pour la verticale que nous ferons passer par la spina supra meatum; lorsque l'orifice du conduit est fortement comprimé d'avant en arrière, la spina se trouve reportée en avant par ce seul fait, parfois de plus de deux millimètres; et, bien entendu, le troisième point de repère, mesuré à cinq millimètres en arrière du précédent, se trouve avancé d'autant; de plus, sa valeur relative n'est évidemment pas la même, s'il s'agit de crânes dolichocéphales ou brachycéphales.

D'autres causes enlèvent encore de la précision à la détermination du point de repère indiqué par la spina supra meatum. On sait que la spina est une saillie osseuse située dans la région postéro-supérieure du méat auditif externe, et due au développement du bord libre de l'os tympanique, accolé au temporal. Parfois cette saillie est située à un niveau plus ou moins élevé; d'autres fois, elle est à peine marquée et peut même disparaître complètement, aussi bien que la fossette que l'on observe souvent en arrière. Il faut choisir, dans les cas moyennement développés, un point coïncidant avec la région la plus postérieure de la spina, et c'est à ce niveau que l'on marquera le point de repère, sur les crânes où la spina est absolument indistincte.

Sur le petit nombre de crânes qui ont servi pour ce travail, j'ai pu observer toutes les variétés de position et de développement de la spina. Je n'ai pas cru devoir recueillir de chiffres, me réservant de reprendre cette question, facile à étudier sans aucune section, sur un très grand nombre de crânes. Mais ce que je viens de dire suffit pour montrer qu'en raison des variétés de position, de forme et de développement de la spina, la verticale qui passe par ce point de repère n'a pas, elle-même, une position absolument fixe; et même qu'il est souvent difficile de déterminer le point exact par lequel elle doit être menée. Le troisième point, situé à cinq millimètres en arrière du précédent, est le point d'élection pour l'ouverture de l'antre; en règle générale, l'orifice opératoire ne doit pas le dépasser.

Dans le tableau ci-joint : *a*, désigne la verticale menée par le milieu du bord supérieur du conduit; *b*, la ligne passant par la spina supra meatum; *c*, la ligne tombant à cinq millimètres en arrière de la précédente.

TABLEAU II

Elévation de la ligne temporale au-dessus de l'horizontale tangente au bord supérieur du conduit.

		côté droit			côté gauche		
		a	*b*	*c*	*a*	*b*	*c*
Dolichocéphales	max.	9	9	13	7	10	16
	min.	0	0	2	1	1	1
	moy.	3,5	4,7	6,8	3,3	4,5	6,8
Mésaticéphales	max.	5	4	6,5	6	8	11
	min.	1,5	2	0	1,5	2	4
	moy.	3,5	3,5	4,0	3,6	4,3	6
Brachycéphales	max.	8	10	15	8,5	10	15
	min.	0	0	2	0	0	1
	moy.	3,2	4,2	6,2	3,3	4,2	5,8
Moyenne générale		3,39	4,36	6,22	3,34	4,3	6,3

Ce tableau montre déjà très nettement, par la considération des moyennes, que les variations de hauteur de la ligne temporale sont tout à fait indépendantes du type anthropologique, et que l'on ne peut observer de différences régulières entre le côté droit et le côte gauche, bien qu'il arrive très souvent que la ligne temporale ne soit pas à la même hauteur des deux côtés. Mais les différences individuelles que l'on constatera sur le grand tableau sont très frappantes. Parfois, la ligne temporale se confond sensiblement avec le bord supérieur du conduit et l'on voit, par l'examen de nos chiffres, qu'il est fréquent de la rencontrer huit à neuf millimètres plus haut, au-dessus de la partie moyenne du conduit, dix millimètres, au dessus de la spina supra meatum, et quinze, au-dessus du point opératoire, alors que, en cet endroit, on peut la trouver à un millimètre seulement au-dessus de l'horizontale tangente au bord supérieur du conduit (voir la planche annexée à ce travail).

La hauteur à laquelle se trouve la crête temporale, en un point donné au-dessus du milieu du bord du méat auditif externe, est donc extrêmement variable. Mais les variations dans le trajet de chaque ligne temporale, considérée en particulier, sont encore bien plus considérables. Parfois, la crête temporale se trouve à peu près à la même hauteur au niveau des trois points de repère que nous avons admis ; d'autres fois, elle s'abaisse au niveau du point *b*, pour se relever ensuite. En arrière, elle peut se relever très brusquement ; par contre, elle peut se relever très lentement, et il semble très difficile de dégager la loi présidant à ces variations, qui peuvent se présenter dans des conditions différentes d'un côté à l'autre, et ne dépendent en aucune façon du type anthropologique.

J'avais cru observer un certain rapport entre le degré de la musculature du sujet et le développement de la fosse temporale, et, par suite, l'abaissement de la ligne temporale, surtout dans ses parties postérieures. J'ai pris la moyenne des hauteurs de la ligne temporale des sujets féminins appartenant aux groupes des dolichocéphales et des brachycéphales, et je les ai comparées aux moyennes de ces deux divisions, considérées dans leur ensemble.

TABLEAU III

Elévation de la ligne temporale au-dessus de l'horizontale tangente au bord supérieur du conduit. Comparaison avec les résultats obtenus pour les crânes féminins.

		Droite			Gauche		
		a	*b*	*c*	*a*	*b*	*c*
Dolichocéphales	moyenne générale	3,5	4,7	6,8	3,3	4,5	6,8
	— des 7 crânes fém.	3	3,7	5,7	2,5	2,6	4
Brachycéphales	moyenne générale	3,2	4,2	6,2	3,3	4,2	5,8
	— des 3 crânes fém.	2,3	3,3	6	2,3	2,3	3,3

On voit, par les chiffres de ce tableau, que pour toutes les mensurations, la ligne temporale se trouve partout abaissée chez les femmes, et surtout dans sa partie postérieure, du côté gauche. C'est justement le contraire de ce qui devrait se produire, si l'abaissement de la crête temporale et le développement de la fosse temporale, surtout en arrière, étaient en raison directe du développement musculaire général du sujet. On sait, en effet, que c'est, en partie du moins, d'après les indications tirées du plus ou moins de développement du système musculaire, et des modifications consécutives présentées par les os, que l'on reconnaît le sexe des crânes considérés (1). J'ai également observé, chez des sujets à musculature très puissante, de très grandes variétés dans la hauteur de la ligne temporale, sur tout son trajet, et dans le développement de la fosse temporale, en arrière.

Je n'ai pu trouver, non plus, un rapport direct, bien défini, entre le relèvement plus ou moins considérable de cette ligne et l'obliquité de l'arcade zygomatique, dont elle prolonge le bord supérieur en arrière. Cependant, je ne serais pas surpris que, sur un grand nombre de crânes comprenant des sujets à musculature extrêmement développée et aux apophyses zygomatiques très obliques, on observe que ces deux conditions retentissent sur le développement de la ligne temporale.

Les nombreuses et importantes variations de position de la ligne temporale ne paraissent donc obéir à aucune loi; mais les seules causes que l'on pourrait peut-être faire intervenir dépendraient, en tout cas, de phénomènes en rapport avec le développement de la face et sans aucune relation avec ceux qui président au développement plus ou moins considérable des fosses craniennes. Pour cette double raison, la ligne temporale ne saurait donc être considérée comme un bon point de repère anatomique ou chirurgical.

Nous avons déjà décrit précédemment notre procédé de mensuration pour le plancher de la fosse cérébrale moyenne. Si

(1) Le sexe de mes crânes a été déterminé par M. le professeur Manouvrier.

l'on opère avec soin, les causes d'erreur sont très faibles ; la plus importante pourrait provenir de ce que le crâne ne serait pas bien d'aplomb ; mais si l'on a procédé soigneusement en l'orientant sur le support, il ne pourrait s'agir que de très faibles différences, qui se traduiraient sur le tracé projeté par des inexactitudes à peine sensibles, en raison de la très courte distance qui, sur le diamètre transversal, sépare les points repérés à l'intérieur et à l'extérieur du crâne.

Si nous considérons les chiffres d'ensemble fournis par notre grand tableau, nous voyons d'abord que les planchers des deux fosses cérébrales moyennes ne descendent pas absolument au même niveau ; la fosse gauche, dans ses parties antérieures, s'abaisse un peu plus que sa congénère. Cependant, la différence, si l'on considère les moyennes générales (voir tableau IV), est légère, 0,mill.5 pour le premier repère et 0,4 pour le second ; tandis que, pour le troisième, la fosse cérébrale moyenne gauche est, au contraire, plus élevée que la droite de 0 mill. 2. On n'observe guère ces différences que chez les dolichocéphales et même on peut dire que, chez eux, elles sont trop faibles pour que l'on puisse, avec certitude, les considérer comme l'expression d'une loi générale ; en tout cas, l'importance chirurgicale de ces différences paraît bien minime.

TABLEAU IV

Elévation de la fosse cérébrale moyenne au-dessus de l'horizontale tangente au bord supérieur du conduit.

		droite			gauche		
		a	*b*	*c*	*a*	*b*	*c*
Dolichocéphales	maximum	15,5	16	16	14	14	15
	minimum	3	6	6	4	4	6
	moyenne	8,8	10	10,8	7,9	9	10
Mésaticéphales	maximum	10	10	11	8	10	11
	minimum	5	5,5	5,5	4,5	5,5	5
	moyenne	7	7,7	8,6	6,5	8,9	8,7
Brachycéphales	maximum	14	15	16	15	15	16
	minimum	4	5	5	3	2	1
	moyenne	7,7	8,6	9,5	7,6	8,4	9,1
Moyenne génerale		7,8	8,8	9,6	7,3	8,4	9,8

L'examen des moyennes montre encore que le plancher de la fosse cérébrale moyenne est plus élevé chez les dolichocéphales que chez les mésaticéphales et les brachycéphales. Cependant, il nous est difficile d'admettre que ce fait soit en rapport direct avec l'indice céphalique. Il nous paraît plus vraisemblable qu'il dépend de variétés individuelles, qui ont influencé les moyennes ; en effet, la moyenne, au lieu d'aller en décroissant régulièrement, à mesure que l'index céphalique s'élève, est minima pour les mésaticéphales et se relève chez les brachycéphales, sans cependant atteindre le chiffre des dolichocéphales.

TABLEAU V

Elévation du plancher de la fosse cérébrale moyenne au-dessus de la ligne temporale.

	droite			gauche		
	a	*b*	*c*	*a*	*b*	*c*
Dolichocéphales	5,3	5,3	4,2	4,6	4,5	3,7
Mésaticéphales	3.5	4,2	4,6	2,8	3,6	2,7
Brachycéphales	4,4	4,6	3,5	4,4	4,3	3,5
Moyenne générale	4,4	4,7	4,1	3,9	4,1	3,7

Le tableau V montre que si l'on considère seulement les moyennes, le plancher de la fosse cérébrale occupe constamment un niveau plus élevé que la ligne temporale ; que cette différence est surtout marquée en avant chez les dolichocéphales (cependant, chez les mésaticéphales, elle se trouve plus élevée, du côté droit, au niveau du point de repère postérieur) ; mais comme elle diminue chez les mésaticéphales, pour augmenter à nouveau chez les brachycéphales, nous devons également nous demander, ici, si les cas particuliers extrêmes n'ont pas influé sur les moyennes et si les faits observés ont une portée générale.

La fosse cérébrale droite se trouve notablement plus élevée que la gauche au-dessus de la ligne temporale, chez les dolichocéphales et les mésaticéphales, que chez les brachycéphales; comme on observe, dans ce cas, une progression régulière dans les trois types, il y aurait peut-être ici de meilleures raisons de croire qu'il s'agit d'un phénomène régulier.

On le voit, la considération des moyennes ne nous revèle d'autre fait bien marqué, que le suivant : c'est que le plancher de la fosse cérébrale se trouve situé, en moyenne, à 4 mill. ou 5 au-dessus de la ligne temporale, au niveau de la partie moyenne du bord supérieur du conduit et de la spina supra meatum, et qu'il descend à 3 mill.5 et jusqu'à 5 millimètres en arrière de ce dernier point de repère. Si maintenant nous examinons les tracés individuels ou les chiffres qui les expriment, nous constaterons combien les différences sont considérables. Nous signalerons seulement, dans les trois tableaux qui suivent : 1° les cas dans lesquels le plancher de la fosse cérébrale n'est distant que de 2 millimètres au moins de la ligne temporale ; 2° ceux dans lesquels il se trouve au même niveau ; 3° ceux dans lesquels il descend plus bas.

TABLEAU VI

Le plancher de la fosse cérébrale moyenne descend à 2 millimètres au moins au-dessus du niveau de la ligne temporale.

	droite			gauche		
	a	*b*	*c*	*a*	*b*	*c*
Dolichocéphales		8.23	1.8 10.14	5.15	15.21	6.14 18
Mésaticéphales		28.33 34		31.32	31	
Brachycéphales	39.43 47	39.40	39.60	39.47 53	43.57	41.53 55.58

Les chiffres du tableau VI, ainsi que ceux des deux tableaux suivants correspondent aux numéros d'ordre du grand tableau. Les lettres *a*, *b*, *c*, ont la même signification que dans les tableaux prédédents.

TABLEAU VII

Le plancher de la fosse cérébrale moyenne descend au même niveau que la ligne temporale.

	droite			gauche		
	a	*b*	*c*	*a*	*b*	*c*
Dolichocéphales	5.27	5.27	21.23 24.27	13.24	5.13	4.15 18
Mésaticéphales			34	28	28	28.34 33
Brachycéphales	46.53 54.60	41.46 53.60	46	40.46	40.46 60.47	39.40 47.60

TABLEAU VIII

Le plancher de la fosse cérébrale moyenne descend au-dessous du niveau de la ligne temporale.

	droite			gauche		
	a	*b*	*c*	*a*	*b*	*c*
Dolichocéphales			5.24		21	5.13 21
Mésaticéphales			31.33			
Brachycéphales		47	40.41 47.53			46.60

Le tableau VI nous montre que, dans quatorze rochers de droite, c'est-à-dire 23,3 °/₀, et seize rochers de gauche, c'est-à-dire 26, 6 °/₀, le plancher de la fosse cérebrale se rapproche à 2 millimètres au moins de la crête temporale, au niveau de l'un ou de plusieurs des trois repères dont nous nous sommes régulièrement servis.

Le tableau VII nous montre que, dans onze rochers droits, 18,3 °/₀, et quatorze gauches, 23, 3 °/₀, le plancher de la fosse cérébrale moyenne descend au niveau de l'un ou de plusieurs des repères, au même niveau que la ligne temporale.

Enfin, nous voyons dans le tableau VIII que, dans huit rochers droits et cinq rochers gauches, c'est-à-dire, respectivement dans 13, 3 et 8, 3 °/₀ des cas, le plancher de la fosse cérébrale descend au-dessous du niveau de la crête temporale et presque exclusivement dans la région postérieure de l'espace considéré.

En réunissant les cas représentés dans les deux derniers tableaux, et qui pourraient être considérés comme dangereux, si l'on admettait comme point de repère chirurgical la ligne temporale, nous obtiendrions quinze cas à droite, c'est-à-dire 25 °/₀, et seize cas à gauche, c'est-à-dire 26,6 °/₀.

Nous n'avons pas mesuré les niveaux de la ligne temporale et du plancher de la fosse cérébrale moyenne plus loin que le cinquième millimètre en arrière de la spina supra meatum, parce que, pour des raisons tirées de la considération de la position du sinus latéral, au niveau de son inflexion sigmoïde, nous croyons, ainsi qu'on le verrra plus loin, que c'est une limite extrême, en arrière, que ne doit pas, en général, dépasser l'opérateur.

Cependant,un simple coup d'œil sur les tracés que nous avons obtenus et conservés, nous montre qu'ils fournissent des résultats très sensiblement concordants avec ceux qu'a déjà publiés Hartmann. Cet auteur a observé qu'à un centimètre en arrière de la spina supra meatum, dans plus d'un tiers des cas (dans nos relevés près de 40 pour 100), la ligne temporale se trouve située à la même hauteur que la fosse cérébrale moyenne ou au dessus.

J'ai recueilli les moyennes indiquant le niveau du plancher de la fosse cérébrale moyenne au-dessus de la ligne temporale pour mes crânes féminins, et j'ai trouvé:

TABLEAU IX

	droite			gauche		
	a	*b*	*c*	*a*	*b*	*c*
Dolichocéphales (7 crânes)	6.5	8	9	7	7	8,5
Brachycéphales (3 crânes)	5,3	7	8,5	6,3	6,5	8

On voit qu'au niveau de tous les repères, qu'il s'agisse de dolichocéphales ou de brachycéphales, les chiffres obtenus pour les crânes féminins sont inférieurs à ceux des moyennes se rapportant à la totalité des crânes, et, par conséquent, à celles des moyennes concernant les crânes masculins. Enfin, j'indiquerai, dans un dernier tableau, les cas dans lesquels le plancher de la fosse cérébrale moyenne descend à 5 millimètres au moins au-dessus du niveau de l'horizontale tangente au bord supérieur du conduit. Ces cas doivent être considérés comme dangereux, d'une façon absolue, et sans considération du repère fourni par la ligne temporale, même lorsque le plancher de la fosse cérébrale moyenne descend à 5 millimètres, à plus forte raison lorsqu'il descend plus bas. La déclivité de la fosse cérébrale moyenne, plus fréquente au niveau du point de repère *a* et même de *b*, rend surtout dangereuse l'ouverture du recessus épitympanique et la désarticulation de l'enclume au moyen des crochets ; la déclivité en arrière, plus rare, rend dangereuse l'ouverture de l'antre.

Le tableau montre, que c'est surtout au niveau du repère passant par la partie moyenne du pore acoustique que la fosse cérébrale moyenne descend profondément ; c'est donc plutôt dans l'opération de l'ouverture du recessus épitympanique que dans l'ouverture de l'antre, que l'on aura à redouter de pénétrer dans l'intérieur du crâne.

Ce tableau nous montre également que le nombre des cas

TABLEAU X

Cas dans lesquels le plancher de la fosse cérébrale moyenne descend à 5 millimètres, au moins, au-dessus de l'horizontale tangente au bord supérieur du conduit.

	Nos du grand tableau	DROITE *a*	DROITE *b*	DROITE *c*	GAUCHE *a*	GAUCHE *b*	GAUCHE *c*
Dolichocéphales	2	»	»	»	4,5	»	»
	5	3	»	»	4	5	»
	13	»	»	»	4	»	»
	17	»	»	»	5	4	»
	21	»	»	»	5	»	»
	23	»	»	»	4	»	»
	24	5	»	»	4	»	»
	27	5	»	»	»	»	»
Mésaticéphales	28	14,5	»	»	»	»	»
	32	»	»	»	4,5	»	»
Brachycéphales	39	4	»	»	5	»	»
	40	»	»	»	4	4,5	»
	43	4	»	»	3	»	»
	47	»	»	»	4,5	»	»
	53	4	»	»	»	5	»
	54	4	5	»	»	5	4
	56	»	»	»	3	2	1
	57	»	5	»	4	4	5
	58	5	»	»	4	4,5	5

dans lesquels le plancher de la fosse cérébrale moyenne atteint la zone dangereuse, est deux fois plus considérable à gauche qu'à droite. Ce résultat concorde avec nos premières observations, d'après lesquelles la fosse cérébrale descend plus bas à gauche qu'à droite, d'une quantité minime, il est vrai, mais cependant d'une manière constante dans les divers types.

Si, maintenant, nous recherchons la proportion des cas dangereux qu'on observe dans les divers types, nous trouvons :

TABLEAU XI

	droite	gauche
Dolichocéphales	3 ou 11 0/0	7 ou 26 0/0.
en totalité 8 crânes dangereux, ou 29,5 0/0.		
Mésaticéphales	1 ou 14 0/0	1 ou 14 0/0
en totalité 2 crânes dangereux, ou 28 0/0.		
Brachycéphales	6 ou 23 0/0	9 ou 34,6 0/0.
en totalité 9 crânes dangereux, ou 34,6 0/0.		

Ce tableau nous montre que le nombre des cas dangereux est moins considérable chez les dolichocéphales, où les fosses cérébrales descendent également moins bas, que chez les brachycéphales, où elles descendent plus bas. Cependant, c'est chez les mésaticéphales qui, dans le tableau IV, présentent les fosses cérébrales moyennes les plus déclives, qu'on trouve le moins de cas dangereux.

Ces résultats, à première vue, semblent favorables à la théorie de Körner ; mais si l'on considère la faiblesse des différences et surtout l'irrégularité des progressions, l'importance des variétés individuelles, la non-existence de lois générales paraîtra plus vraisemblable.

Passons maintenant à l'étude de la topographie du sinus latéral :

On sait que le sinus latéral est peu porté en avant et en dehors chez les jeunes enfants et que la distance qui, chez eux, sépare le sinus de la paroi postérieure du conduit, ou bien du point d'élection opératoire, est plus considérable, *non seulement d'une façon relative, mais d'une façon absolue, que chez les adultes.* Par suite des progrès du développement, le sinus latéral se creuse dans le temporal une gouttière plus ou moins profonde, et se projette parfois, assez loin en avant et en dehors, pour que l'espace qui le sépare de la surface externe du temporal ou de la face libre de la paroi postérieure du conduit auditif externe soit réduit, au point de rendre presque impossible toute intervention opératoire sur le recessus épitympanique, ou sur l'antre mastoïdien (1).

Pour pouvoir apprécier rigoureusement les variations considérables de projection en avant et en dehors du sinus latéral, il serait nécessaire de posséder des coupes horizontales passant par l'inflexion sigmoïde de ce sinus, semblables à celles que Körner nous dit, dans son dernier mémoire, avoir pratiquées. Il faudrait que ces coupes fussent faites intentionnellement et je n'en ai pas eu à ma disposition. Je me suis simplement servi du compas de Broca et, comme l'a déjà fait Randall, j'ai mesuré l'épaisseur osseuse qui séparait le sinus du point opératoire, situé à 5 millimètres en arrière de la spina supra meatum. Je n'ai pas, comme Schülzke, qui a dû faire construire pour cela un compas spécial, mesuré l'épaisseur de la paroi osseuse du conduit, en avant du sinus latéral. J'ai pensé que la mensuration que j'avais choisie me donnait une idée au moins aussi exacte que la sienne, de la procidence du sinus latéral en avant ; de plus, il me paraît que, dans sa méthode, il doit être très difficile de pratiquer la mensuration toujours au même niveau, et de placer la branche du compas sur un point du conduit toujours comparable. La méthode, en apparence simple, que j'ai adoptée, est cependant d'une exécution très difficile et comporte plusieurs causes d'erreur. La position très oblique, par rapport aux parois osseuses, que l'on est obligé de donner à l'instrument, rend son application laborieuse. La moindre pression exercée sur les longues branches flexibles du compas, détermine facilement

(1) Je ne fais pas allusion à ces diverticules bulleux que nous a fait connaître Zuckerkandl, qui peuvent partir de différents points de la surface du sinus. Les diverticules qui partent de la face antérieure de l'inflexion sigmoïde du sinus latéral peuvent creuser l'os en avant et en dehors, au point de n'être plus recouverts que par une très mince écorce osseuse. Mais ces cas sont tout à fait exceptionnels et nous ne nous en occuperons pas ici, bien que l'on doive toujours songer à la possibilité de les rencontrer. Schwartze n'a observé, sur cent cas opérés, qu'un seul dans lequelles sinus fussent aussi procidents ; mais, pour d'autres observateurs, notamment pour Politzer, cette disposition est plus fréquente, moi-même l'ai observée deux fois, sur vingt-trois opérations ou nécropsies.

une erreur de mensuration ; cependant, avec de l'habitude et des soins, on arrive à prendre les mesures d'une façon très exacte. Je n'ai jamais, comme cela est arrivé à d'autres observateurs, rencontré des cas dans lesquels la mensuration ait été rendue impossible, par la saillie des bords de la gouttière du sinus, trop profondément excavée.

Avec le même instrument, j'ai aussi mesuré l'épaisseur minima de la paroi cranienne, au niveau de l'inflexion sigmoïde du sinus latéral, pour avoir une indication de la projection en dehors.

TABLEAU XII

Procidence en avant du sinus latéral.

		droite	gauche
Dolichocéphales	maximum	16	14
	minimum	2	4
	moyenne	8,18	9,7
Mésaticéphales	maximum	12	20
	minimum	6	8
	moyenne	8,57	11,1
Brachycéphales	maximnm	14,4	15,5
	minimum	4	5
	moyenne	8,7	9,88
Moyenne générale		8,45	10

L'examen des moyennes nous montre que si nous considérons les moyennes générales, le sinus droit présente une procidence en avant supérieure de 1 mill.55 à celle du sinus gauche. Le degré de procidence va en diminuant régulièrement, des dolichocéphales aux brachycéphales, pour le côté droit ; tandis que, pour le côté gauche, elle est à peu près la même pour les dolichocéphales et les brachycéphales et diminue fortement pour les mésaticéphales. La différence de projection en avant des sinus droit et gauche est maxima chez les mésaticéphales, où elle est de 2 mill.53. Cette exagération de la différence tient en partie à la présence d'un os très épais du côté gauche, dans l'un des cas ; elle est de 1 mill. 52 pour les dolichocéphales et de 1 mill. 18 pour les brachycéphales.

Il n'est donc pas exact que, chez les brachycéphales, la projection en avant du sinus, soit maxima; d'après nos chiffres, ce serait même le contraire, mais nous nous garderons bien pour cela de poser une loi inverse de celle de Körner. La différence de projection entre les sinus des deux côtés suit, dans notre tableau, une progression régulière décroissante, des dolichocéphales aux brachycéphales. Il semblerait donc qu'il y aurait lieu d'admettre là un phénomène plus régulier.

Hartmann a soutenu, le premier, que la procidence latérale du sinus latéral marchait de pair avec la procidence antérieure; comparons, pour résoudre cette question, les moyennes du tableau précédent avec celles du suivant, qui représente les mensurations de l'épaisseur minima des parois latérales.

TABLEAU XIII

		droite	gauche
Dolichocéphales	maximum	11	11
	minimum	3	3
	moyenne	5,8	6,5
Mésaticéphales	maximum	9	10
	minimum	4	5
	moyenne	5,7	6,7
Brachycéphales	maximum	12	12
	minimum	4	4
	moyenne	6,5	7,7
Moyenne générale		6	7

Ce tableau nous montre, d'abord qu'il existe un trait commun entre les trois types céphaliques, c'est que la paroi cranienne est plus mince du côté droit que du côté gauche, de un millimètre environ; mais cette différence, bien que faible, est comme pour la procidence en avant, constante pour tous les types et a été remarquée par tous les observateurs. Cependant, il n'est pas exact que, ainsi qu'on l'a soutenu, la procidence latérale du sinus, pas plus que la procidence antérieure, aille en augmentant avec l'indice céphalique, c'est-à-dire avec le degré de brachycéphalie ; notre tableau semblerait plutôt prouver le contraire. Disons, dès maintenant, que la mensuration de l'épaisseur minima du rocher, au niveau du sinus latéral, ne présente aucun intérêt pratique, car elle se mesure bien en arrière des limites extrêmes du champ opératoire.

Etudions maintenant, sur notre grand tableau, les cas particuliers. Nous y relevons tous ceux dans lesquels la distance qui sépare la gouttière du sinus latéral du point opératoire est descendue à 5 millimètres ou au-dessous, et nous verrons si, à ces cas extrêmes, correspondent ceux dans lesquels la paroi latérale du crâne, en face même du sinus, est le plus mince et si les deux côtés du crâne se présentent dans les mêmes conditions.

TABLEAU XIV

	Procidence en avant.		Procidence latérale.	
	droite	gauche	droite	gauche
Nos du Gd. tableau				
6	2	4	4	4
8	5	8	5	6
22	4	12	5	11
24	3	4	3	4
39	5	10	6	4
43	5	6	6	6
45	7	5	4	8
53	5	10	4	8
57	4	8	4	8
Moyenne générale	4,44	7,44	5,1	6,1

Si l'on considère les moyennes, on voit que celles qui se rapportent aux cas de procidence maxima en avant, ou de procidence latérale du sinus latéral, ne paraissent guère avoir de rapports avec le type céphalique.

On voit, de plus, par la comparaison du tableau XIV avec les tableaux XII et XIII, que si la moyenne des cas maxima de procidence en avant est notablement inférieure à la moyenne générale des cas observés, il en est de même pour les moyennes exprimant la procidence latérale des cas correspondants. Cependant, le rapport n'est pas absolu, car l'abaissement pour les moyennes correspondant à la procidence en avant, est proportionnellement beaucoup plus considérable que pour les moyennes correspondant à la procidence latérale.

Körner a soutenu que les cas extrêmes de procidence en avant du sinus latéral correspondaient aux cas dans lesquels la fosse cérébrale moyenne était le plus basse. La comparaison des deux tableaux X et XIV nous montrera s'il en est réellement ainsi, pour les cas particuliers. Les cas 6, 8, 22, 45, figurant dans le tableau XIV, ne sont pas représentés dans le tableau X et, parmi ces cas, le cas 6 est celui où le sinus est le plus procident. Le cas 24, où il est encore très procident, ne correspond pas à un cas d'abaissement extrême du plancher de la fosse cérébrale moyenne. Il n'y a donc pas coïncidence entre les deux rapports, pour les cas particuliers ; donc, on ne peut pas constater que le degré de procidence, en avant ou en dehors, du sinus latéral, pas plus que le degré d'abaissement du plancher de la fosse cérébrale moyenne, augmentent avec l'indice céphalique, c'est-à-dire avec le degré de brachycéphalie.

Politzer (1), à la suite d'observations pratiquées sur plus de cinq cents crânes, croit pouvoir poser cette loi générale, que, dans les cas où l'apophyse mastoïde est très développée et complètement pneumatique, le sinus latéral est peu procident en avant et en dehors et que les rochers de ce genre sont peu dangereux au point de vue opératoire. Dans les apophyses diploétiques et compactes, au contraire, les rapports anatomiques seraient beaucoup moins favorables, car ce serait justement dans les rochers de ce genre, que le sinus latéral deviendrait procident, au point de n'être séparé du conduit que par une couche osseuse extrêmement mince.

Si nous consultons notre grand tableau, nous constatons que sur les neuf crânes correspondant aux sinus les plus procidents, les n°s 8 et 9 possèdent cependant des apophyses bien développées ; les n°s 24 et 39, des apophyses moyennement développées ; les n°s 6, 43, 45, 53, 57, des apophyses petites et peu développées. En somme, ma statistique serait plutôt favorable à l'opinion sou-

(1) Lehrbuch der Ohrenheilkunde. 3d Auflage. S. 41.

tenue par Politzer ; cependant, le cas 24, où les sinus présentent une procidence très notable et qui peut être évidemment classé parmi les crânes à rochers dangereux, correspond à une apophyse assez bien développée.

Il nous paraît, d'après ces observations et d'après nos recherches anatomiques antérieures, que, vraisemblablement, les cas extrêmes de procidence du sinus s'observent le plus souvent sur des rochers à apophyses petites, qui sont d'ordinaire diploétiques ou compactes ; mais qu'il serait tout à fait inexact de penser que, dans tous les crânes à apophyses mastoïdes petites, le sinus latéral soit fortement procident. Par contre, il ne sera pas très rare de rencontrer des sinus très procidents ou bulbeux, correspondant à des apophyses mastoïdes très développées.

Les sinus latéraux et sigmoïdes restent, pendant le jeune âge, à la surface interne du rocher, puis ils se creusent une gouttière, d'ordinaire plus profonde à droite qu'à gauche, et dont la profondeur, de l'un et de l'autre côté, présente, ainsi que nous l'avons vu, de nombreuses variétés individuelles (mais sans rapport avec la forme du crâne). La procidence en avant du sinus, de même que l'épaisseur de la lame osseuse qui sépare le sinus de l'extérieur, sont donc indépendantes de l'épaisseur des parois craniennes. De même que la gouttière des sinus latéral et sigmoïde droits est plus profonde à droite qu'à gauche, le trou déchiré postérieur est aussi plus vaste de ce côté, et le sinus droit, lui-même, ainsi que le bulbe de la veine jugulaire du même côté, présentent, dans la plupart des cas, un diamètre notablement supérieur à celui de leur congénère du côté opposé. Ces différences, qui doivent toutes, vraisemblablement, être rapportées à une même cause mécanique, ont été remarquées depuis longtemps par tous les observateurs. Rüdinger et V. Meyer en ont tenté l'explication. N'ayant pas de fait nouveau à apporter ici, nous nous contenterons de rappeler le phénomène et les noms des auteurs qui ont cherché à l'expliquer.

Malgré le faible intérêt que présentent ces chiffres, en raison de la facilité qu'il y a d'en obtenir de bien plus considérables, je crois devoir indiquer brièvement, dans un tableau, le développement des apophyses mastoïdes sur les crânes observés, surtout afin de fournir la possibilité de rapprocher ces données de celles que nous avons déjà acquises pour les mêmes crânes.

TABLEAU XV

	Dolichocéphales	Mésaticéphales	Brachycéphales	Moyenne générale.
Apoph b. devel.	9 ou 33,3 0/0	3 ou 43 0/0	4 ou 15 0/0	16 ou 26,6 0/0
moyennement	7 — 25,9 0/0	1 — 14 0/0	9 — 34,6 0/0	17 — 28,3 0/0
petites	11 — 40,7 0/0	3 — 43 0/0	13 — 50 0/0	27 — 45 0/0

CONCLUSIONS

Si nous essayons d'extraire de ce travail les indications principales qu'on peut en déduire, aux divers points de vue, anatomique, anthropologique et chirurgical, nous arrivons aux conclusions suivantes :

Il ne nous paraît pas nécessaire, pour étudier s'il existe des rapports entre le type anthropologique et les variations anatomiques rendant les opérations sur le rocher dangereuses, d'examiner un très grand nombre de crânes, mais il faut que les deux types extrêmes, dolichocéphale et brachycéphale, soient, dans la série d'étude, proportionnellement très nombreux et en nombre à peu près égal; les mésaticéphales, qui doivent être aussi représentés, serviront surtout à montrer s'il existe des progressions régulièrement croissantes ou décroissantes dans les chiffres des moyennes.

Il n'est pas exact que le diamètre bi-mastoïdien soit proportionnellement moindre, par rapport au diamètre transversal maximum, chez les brachycéphales que chez les dolichocéphales, et, par conséquent, que les parois latérales du crâne soient plus éloignées du parallélisme chez les brachycéphales que chez les dolichocéphales. Les deux diamètres augmentent (chez les dolichocéphales), ou diminuent (chez les brachycéphales) sensiblement dans les mêmes proportions.

Il n'est pas exact que l'axe de la pyramide soit plus oblique, de haut en bas et de dedans en dehors, chez les brachycéphales que chez les dolichocéphales ; on ne constate que des variations individuelles, indépendantes du type anthropologique. Il n'est même pas, d'ailleurs, démontré, que ces variations dans l'orientation de l'axe de la pyramide suffisent à déterminer l'abaissement relatif ou absolu du plancher de la fosse cérébrale moyenne.

Nous pensons pouvoir conclure de nos recherches, qu'il y a également lieu d'abandonner la ligne temporale comme point de repère chirurgical. En effet, elle est, suivant les cas, très inégalement développée, même elle est parfois à peine distincte ; mais c'est surtout dans sa position qu'elle varie, puisqu'on peut la trouver, tantôt au niveau même du bord supérieur du conduit, tantôt 9 à dix millimètres plus haut. Il m'a été impossible de découvrir la loi qui régit ces variations de position de la ligne temporale.

J'ai adopté, comme point de repère dans mes recherches, l'horizontale tangente au bord supérieur du conduit, sur laquelle j'élève trois perpendiculaires : *a*, au niveau de la partie moyenne du conduit ; *b*, au niveau de la spina supra meatum ; *d*, au niveau du point d'élection opératoire, situé à 5 millimètres en arrière du précédent.

Le plancher de la fosse cérébrale moyenne gauche est un peu plus bas par rapport à l'horizontale tangente au bord supérieur du conduit, que celui de sa congénère, surtout dans sa portion antérieure et chez les dolichocéphales; mais cette différence est extrêmement faible et il n'est même pas démontré qu'elle soit régulière.

Le plancher de la fosse cérébrale moyenne est plus élevé chez les dolichocéphales que chez les brachycéphales, mais il s'agit de différences faibles, et comme on n'observe pas une progression régulière des dolichocéphales aux brachycéphales, il est probable que cette observation n'a pas un caractère général.

Le plancher de la fosse cérébrale moyenne descend à 4 millimètres ou 4 mill.5 au-dessus du bord supérieur du conduit et de la spina supra meatum, et à 3 mill. 5 en arrière.

Dans 23,3 pour 100 des cas à droite et 26, 6 pour 100 à gauche, le plancher de la fosse cérébrale moyenne se rapproche de 2 millimètres, au moins, de la ligne temporale.

Dans 25 pour 100 des cas, à droite, et 26,6 pour 100, à gauche, la fosse cérébrale moyenne descend au niveau de la ligne temporale ou plus bas.

Tous ces cas, les derniers surtout, devraient être considérés comme dangereux, si l'on acceptait la ligne temporale comme point de repère chirurgical.

En arrière de notre troisième repère vertical, le plancher de la fosse cérébrale moyenne se trouve au même niveau que la ligne temporale ou au dessous, dans environ 40 pour 100 des cas.

C'est surtout au-dessus de la portion moyenne du conduit que le plancher de la fosse cérébrale moyenne occupe une position déclive ; c'est donc surtout dans l'opération de la libération du recessus épitympanique que l'on sera exposé à ouvrir le crâne. Le nombre des cas dangereux est, pour mes crânes, deux fois plus considérable à gauche qu'à droite.

Nous trouvons que le nombre des crânes dangereux est un peu plus considérable pour les brachycéphales que pour les dolichoéphales ; cependant, les différences sont faibles, et comme le nombre de ces cas est moins grand pour les mésaticéphales que pour les dolichocéphales, il reste douteux qu'il y ait lieu d'admettre une loi bien définie.

En moyenne, le sinus latéral droit présente une procidence antérieure plus forte de 1 mill. 55 que le sinus latéral gauche. Chez les dolichocéphales, cette procidence est plus forte (1 mill.52) que chez les brachycéphales (1 mill. 18); mais chez les mésaticéphales elle est de 2 mill. 53 ; il ne semble donc pas y avoir de progression régulière. En tout cas, il n'est pas exact que la projection en avant du sinus soit maxima chez les brachycéphales, comme le veut Körner.

La procidence latérale du sinus latéral est plus grande du côté droit que du côté gauche et, comme pour la procidence antérieure, elle serait plutôt plus forte pour les dolichocéphales, sans que l'on puisse considérer ce phénomène comme régulier.

Il n'est pas exact, pas plus si l'on considère les moyennes que pour les cas particuliers, que la procidence antérieure ou latérale du sinus latéral coïncide avec l'abaissement du plancher de la fosse cérébrale moyenne.

La procidence antérieure, marquée, du sinus latéral, correspond souvent à un faible développement du volume des apophyses mastoïdes, qui sont presque toujours, dans ce cas, diploétiques ou compactes, mais il existe cependant de nombreuses exceptions à cette loi.

Au point de vue pratique, on peut dire que l'on ne peut tirer aucune conclusion de la forme du crâne, pour ce qui concerne l'abaissement du plancher de la fosse cérébrale moyenne ou la procidence en avant du sinus latéral, et il n'existe aucun moyen de prévoir les nombreuses variétés individuelles que l'on peut rencontrer; cependant le sinus latéral droit, d'une façon pour ainsi dire constante, en tout cas régulière, est plus procident que le gauche.

La ligne temporale est un mauvais point de repère anatomique et chirurgical.

Dans la libération du recessus épitympanique, on ne devra pas remonter à plus de 4 ou 5 millimètres au-dessus de l'horizontale tangente au bord supérieur du conduit, et encore devra-t-on toujours procéder avec une extrême prudence, car, même en restant dans ces limites, on peut ouvrir la fosse cérébrale moyenne

Dans l'ouverture simple de l'antre, on ne devra jamais s'éloigner de plus de 5 à 6 millimètres en arrière de la spina supra meatum, et même on pourra, en restant dans ces limites, rencontrer le sinus latéral très superficiel ; on devra donc se servir toujours de la gouge et du marteau, en dirigeant la gouge de haut en bas et d'arrière en avant, et procédant avec les plus grandes précautions. Il vaut mieux se servir de gouges coudées.

Dans l'opération de Stacke ou de Zaufal, on sera toujours exposé, en enlevant la paroi postérieure du conduit, à rencontrer le sinus latéral ; il ne faut jamais perdre de vue cette possibliité, qui aurait au moins cet inconvénient de rendre momentanément l'opération impossible et qui pourrait exposer à de graves complications. Il faut pénétrer obliquement, d'avant en arrière, dans le rocher, en enlevant à la gouge la paroi postérieure du conduit, couche par couche, avec les plus minutieuses précautions, en s'éclairant de la lumière électrique.

En un mot, on doit, avant et pendant l'opération, considérer tous les rochers comme dangereux et opérer avec toutes les précautions recommandables dans ces cas ; le côté droit exige plus de précautions encore pour éviter le sinus latéral.

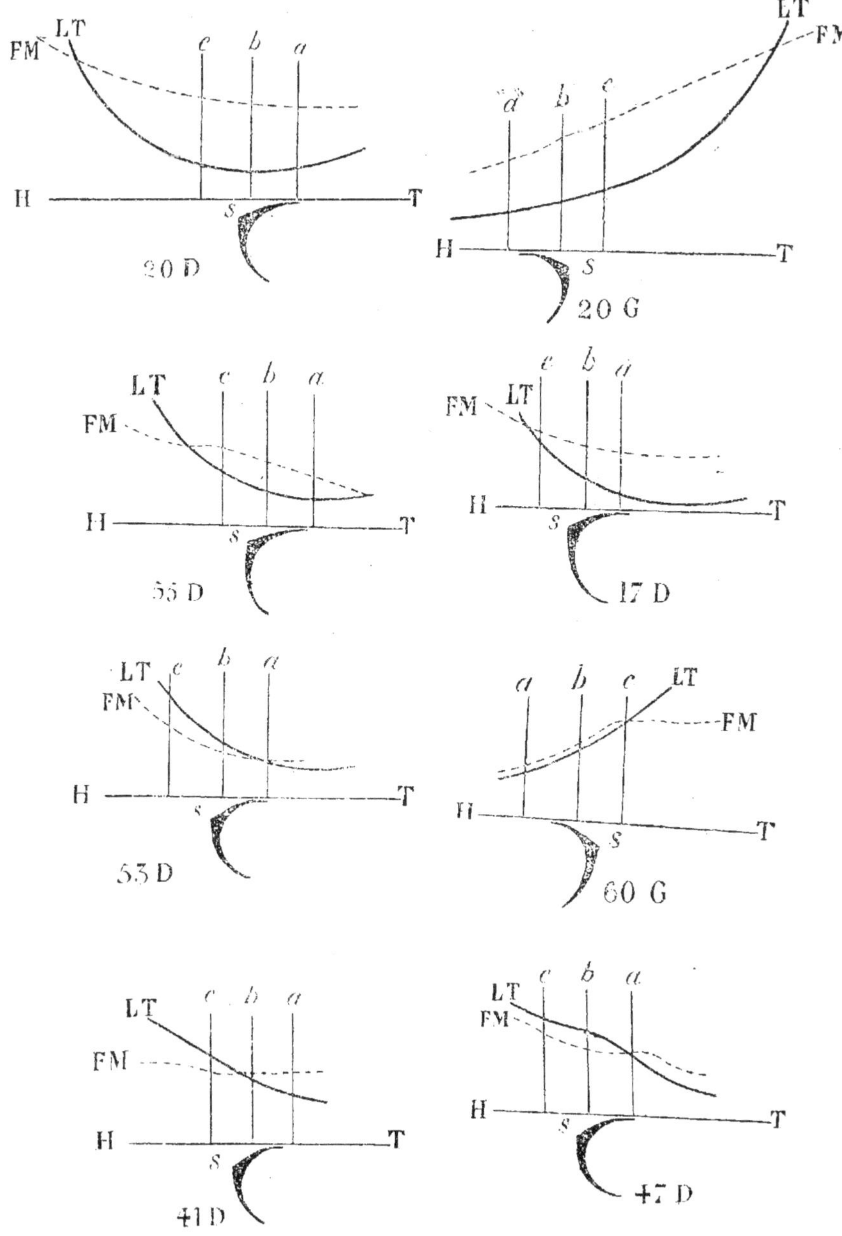
LT
FM
c b a
H
T
s
20 D
LT
FM
a b c
H
s
T
20 G
LT
c b a
FM
H
T
s
55 D
c b a
FM
LT
H
T
s
17 D
LT
c b a
FM
H
T
s
53 D
a b c
LT
FM
H
s
T
60 G
LT
c b a
FM
H
T
s
41 D
c b a
LT
FM
H
T
s
47 D

Les chiffres placés au-dessous des figures correspondent aux numéros d'ordre du grand tableau ; les lettres *D* et *G* indiquent s'il s'agit du côté droit ou du côté gauche.

L.T. Ligne temporale.

F.M. Fosse cérébrale moyenne.

H.T. Horizontale tangente au bord supérieur du conduit.

S. Spina supra meatum.

a. Ier repère : Verticale passant par la partie moyenne du bord supérieur du conduit.

b. 2e repère : Verticale passant par la spina supra meatum.

c. 3e repère : Verticale passant par le point d'élection opératoire, situé à 5 millimètres en arrière du précédent.

N. B. — Dans plusieurs des dessins représentés ci-contre, la verticale *b*, prolongée, ne tomberait pas sur la spina supra meatum, mais en avant, cela tient à la façon incorrecte dont mes projections ont été reproduites. Partout, dans mes projections, la verticale *a* tombait sur la portion moyenne du bord supérieur du conduit et la verticale *b* sur la spina supra meatum.

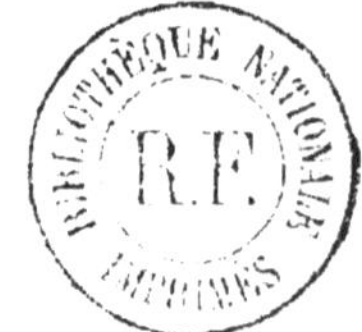

Tours, Imprimerie Paul Bousrez.

Tours. Imprimerie Paul Bousrez.

www.ingramcontent.com/pod-product-compliance
Lightning Source LLC
LaVergne TN
LVHW012019160826
845678LV00002B/923

* 9 7 8 2 3 2 9 6 6 0 0 3 5 *